DU

TRAITEMENT DE LA FIÈVRE TYPHOIDE

PAR LA MÉTHODE DE WORMS.

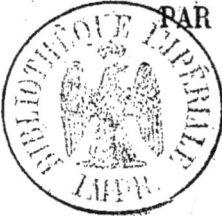

2e Édition, augmentée.

Cet article ayant pour but la réfutation des attaques dirigées contre la Méthode de Worms, a été publié par l'*Abeille Médicale*, les 25 novembre et 5 décembre 1856 ; il a été reproduit avec éloges , le 15 décembre suivant , par la *Revue Médicale française et étrangère*.

Nous ferons suivre le premier article : 1º d'une réponse à M. le docteur Renouart, relativement à l'emploi du tartre stibié contre la fièvre typhoïde ; 2º d'une lettre du docteur Landouzy, de Reims, à M. Chomel sur la rupture de la rate dans la typhoïde.

OUVRAGES DU MÊME AUTEUR :

1° DE LA COLONISATION EN ALGÉRIE. Mémoire adressé par l'auteur à son ami Ch. Buffet, ministre de l'agriculture et du commerce. *(Publié par la Presse Vosgienne, avril 1849)*.

2° OBSERVATIONS PARTICULIÈRES DE PLAIES PAR ARMES A FEU, EN ALGÉRIE. *(Février 1852)*.

3° TRAITEMENT DES DÉVIATIONS UTÉRINES, par le spéculum plein employé comme redresseur. *(Abeille Médicale, 1856)*.

4° TRAITEMENT DE L'ANGINE COUENNEUSE, par le bi-carbonate de soude. *(Abeille Médicale, 1856.)*

5° OBSERVATIONS SUR LA FIÈVRE TYPHOÏDE. *(Revue Médicale française et étrangère, 1857)*.

DU

TRAITEMENT

DE LA

FIÈVRE TYPHOIDE

PAR LA MÉTHODE DE M. WORMS,

Médecin principal à l'hôpital militaire du Gros-Caillou,

par

A. LE CLER,

MÉDECIN EN CHEF DES HOSPICES CIVILS DE LAON,
EX–CHIRURGIEN–AIDE–MAJOR AU 2ᵉ RÉGIMENT DE CHASSEURS D'AFRIQUE.

La meilleure démonstration est sans
comparaison l'expérience, pourvu qu'on
s'en tienne aux observations mêmes.
(BACON.)

————— ►◦€❧◦◄ —————

LAON.

IMPRIMERIE DE ÉD. FLEURY, RUE SÉRURIER, 22.

—

1858.

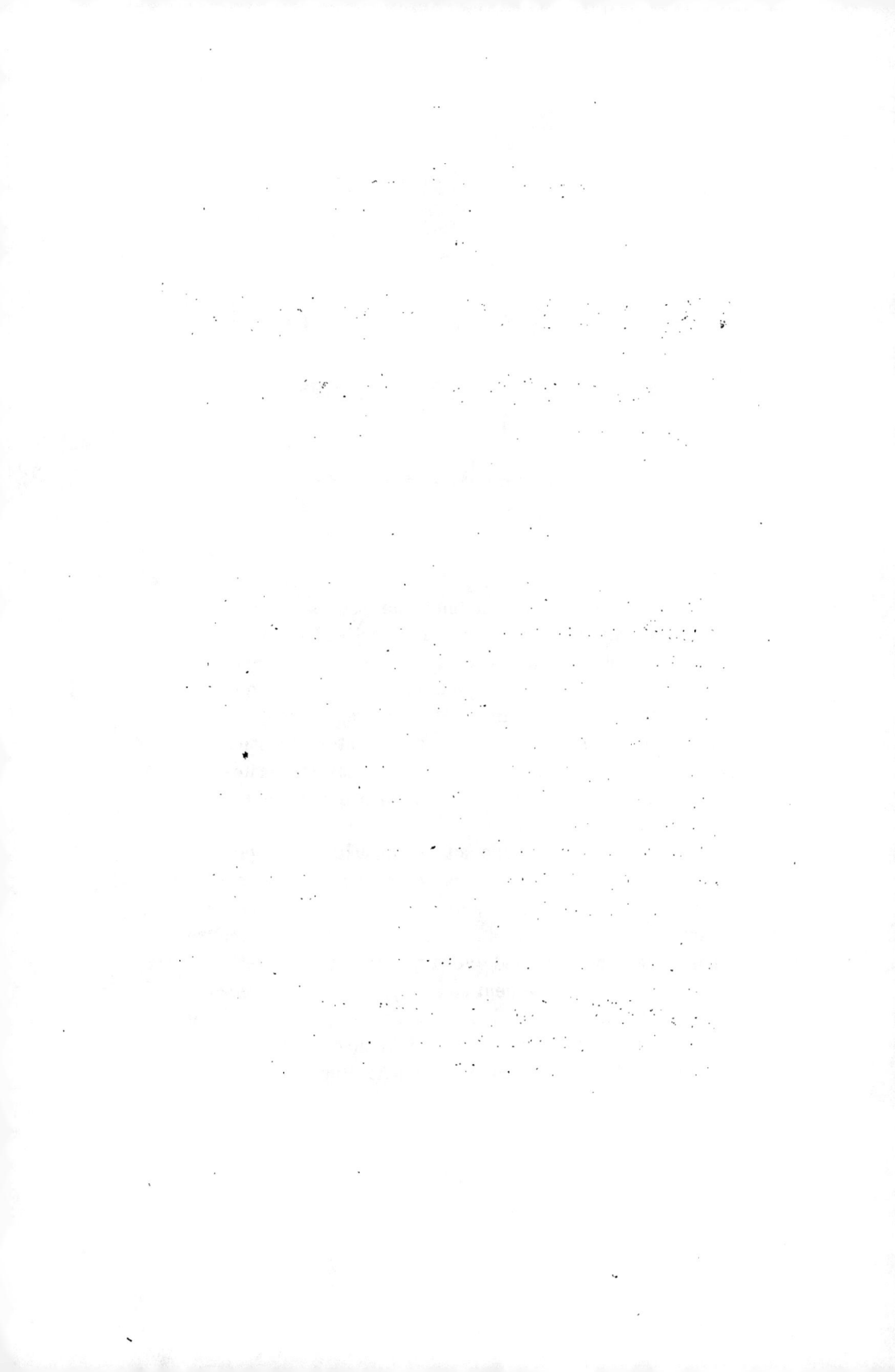

DU TRAITEMENT

LA FIÈVRE TYPHOIDE

PAR LA MÉTHODE DE WORMS.

La valeur réelle d'une méthode ne peut se reconnaître que par l'expérimentation ; car les théories les plus séduisantes ne sont souvent qu'ingénieuses et pèchent par leur base. Les principes sur lesquels elles s'appuient, quoique généralement admis, peuvent être aussi entachés d'une erreur capitale restée inaperçue. Sans remonter très-haut dans l'histoire de la médecine, n'avons-nous pas des vérités qui ont été contestées et méconnues même par des hommes du plus haut mérite ?

Dès qu'une idée nouvelle fait son apparition, les polémiques surgissent de toutes parts ; on commence par mettre en doute le jugement de l'auteur, on va jusqu'à nier les résultats. Si par hasard un adepte convaincu vient prendre sa défense, on lui répond que la question a été jugée *sans appel*, que la masse ne peut se tromper, et que l'erreur est évidemment du côté de l'innovateur. Ainsi, par l'autorité ou le nombre des contradicteurs, un bienfait se trouve quelquefois perdu pour l'humanité. On s'habitue peu à peu à

considérer comme fausse une assertion controversée ; de
là négligence et plus tard oubli complet.

Pour surmonter les obstacles il faut une persévérance de
tous les instants ; si, malgré tout le zèle et le courage possible, on subit le sort fâcheux que nous venons d'indiquer,
on a du moins le mérite d'une tentative utile au progrès de
la science. La vérité peut, il est vrai, rester longtemps en-
fouie dans l'opinion d'un petit nombre d'adeptes, mais elle
doit finir tôt ou tard par triompher. Le seul moyen pour
arriver à fixer l'opinion des praticiens et mettre fin à l'in-
certitude, c'est, nous le répétons, de recourir à l'expérimentation.

Ce que nous allons avancer est le résultat d'une sérieuse
expérience ; ce n'est donc pas trop exiger que de deman-
der à nos lecteurs d'employer les mêmes moyens avant de
les réfuter ou de les rejeter systématiquement.

La méthode de Worms, que l'on a critiquée dans le nu-
méro de l'*Abeille* du 5 septembre, m'a donné des succès
nombreux. Ainsi, depuis 1852, sur 135 individus atteints
de la typhoïde, 120 ont été guéris. Antérieurement, je
perdais la moitié au moins des malades soumis aux autres
traitements que j'ai tous successivement employés. Plusieurs de mes confrères du département, à qui j'ai com-
muniqué cette méthode, ont pu constater des résultats
analogues et s'en montrent aujourd'hui les partisans dé-
clarés (1).

La popularité de notre traitement est tellement établie
d'ailleurs dans les contrées où on l'a mis en pratique, que
les malades eux-mêmes le réclament ; c'est là le plus beau
de nos succès, puisqu'il est accrédité par l'expérience. Le
public ne discute jamais les moyens thérapeutiques, il ne
considère que la guérison des malades. Les théories con-

(1) Je citerai, entre autres, M. Triolet, de Neufchâtel (Aisne).

traires ont pu parfois ébranler son opinion, mais les faits ont parlé d'eux-mêmes.

On pourrait nous dire que nous avons pu confondre l'affection typhoïde avec des fièvres gastriques que l'on guérit toutes avec la plus grande facilité : cette objection ne peut avoir de consistance aux yeux des praticiens. Le diagnostic différentiel de ces deux affections est si facile après quelques jours d'observation, que l'erreur ou l'illusion devient impossible. La diversité des traitements n'a d'autres causes que la divergence des opinions sur la nature de l'affection typhoïde.

La fièvre typhoïde, dit-on, est une fièvre continue de nature inflammatoire. On se trompe généralement. Quel est, en effet, dans *toutes les phlegmasies* l'élément inflammatoire? c'est la fibrine : or sa proportion est loin d'être augmentée dans la fièvre typhoïde. « C'est là une exception fort remarquable, » dit M. Grisolle (*Path. int.*, p. 29, 5ᵉ édit.); cette exception de la nature, *dont les lois sont immuables*, doit paraître fort singulière à tous les praticiens : on ne peut l'expliquer d'ailleurs. Pour être conséquent avec soi-même, est-il possible d'admettre que là où l'élément phlegmasique manque, il y ait de l'inflammation? non évidemment. Le soi-disant caractère inflammatoire dans la fièvre typhoïde n'existe, il faut se le dire, que dans des manifestations extérieures que la saignée augmente au lieu de les diminuer; c'est l'inverse dans *toutes les phlegmasies*. Les mêmes phénomènes se remarquent d'ailleurs dans les fièvres pernicieuses et même dans les fièvres intermittentes et rémittentes les plus simples.

Mais les ulcérations intestinales? me dira-t-on. C'est là, je le sais, le puissant argument invoqué en faveur de l'inflammation. Mais il est avéré que les phlegmasies les plus intenses n'ont jamais pu développer dans l'intestin ces ulcérations. Elles ne peuvent donc être que le produit d'une

— 8 —

éruption cutanée interne, semblable, jusqu'à un certain
point, à l'éruption variolique (1). Dans la variole, la nature
fait tous les frais de la cicatrisation des pustules; pourquoi
tant s'occuper alors des ulcérations intestinales de l'affection typhoïde? L'effroi qu'elles causent aux praticiens est
au moins exagéré ; elles n'ont jamais, que je sache, déter-
miné la mort, à moins d'une perforation qui est très-rare.

D'après ce qui précède, on pourrait me supposer partisan
de certains auteurs pour qui la fièvre typhoïde n'est qu'une
variole interne, rendue plus commune par la vaccination.
Loin de là ; je puis même prouver, et cela par des faits,
combien l'opinion de ces praticiens est erronée. Cette année,
deux militaires du 13ᵉ de ligne, *non vaccinés* et atteints de
fièvre typhoïde, sont entrés à l'Hôtel-Dieu de Laon; après
une convalescence franchement établie, une *variole* des
plus confluentes s'est déclarée chez eux. Ce fait détruit *à
jamais*, selon moi, des théories *mal fondées*, et prouve
irréfutablement que la fièvre typhoïde et la variole sont deux
maladies bien distinctes, entièrement indépendantes l'une
de l'autre.

On a cru trouver dans la pneumonie, cette complication
fréquente de la fièvre typhoïde, un autre argument en faveur de l'inflammation. La réfutation de cette maxime est
facile. La pneumonie s'observe, en général, dans la forme
ou période adynamique, c'est-à-dire lorsque le sang est
diffluent à l'excès. Elle occupe les parois postérieures des

(1) Il est démontré aujourd'hui que la fièvre typhoïde, semblable
en cela à la variole, à la rougeole et à la scarlatine, n'affecte généralement qu'une seule fois le même individu, tandis que le typhus, le
choléra et les fièvres pernicieuses, maladies provenant d'un empoisonnement miasmatique comme la typhoïde, peuvent récidiver. Ici la même
cause engendre constamment les mêmes effets; il n'en est pas ainsi
pour les fièvres éruptives, *qui seules* font exception à la règle
commune. *La fièvre typhoïde est donc une fièvre éruptive interne.*
(Note de l'Auteur).

poumons, et de préférence le côté où le décubitus est le plus habituel : tout praticien est à même de le vérifier ; elle n'est donc bien évidemment que le résultat de la stase sanguine (1).

Le traitement de cette complication devra être celui conseillé par M. Grisolle contre la pneumonie typhoïde (*Path. int.*, p. 333, 5e édition). Ce praticien distingué dit *qu'il faut oublier le caractère inflammatoire* de l'affection pour ne s'occuper que de l'indication vitale, lorsque les fonctions cérébrales sont perverties (elles le sont au plus haut degré dans la fièvre typhoïde, on ne saurait le nier) ; *il prescrit l'usage du vin et du quinquina,* et c'est là précisément le traitement que nous préconisons. Pour combattre l'hépatisation, M. Worms prescrit en outre l'oxide blanc d'antimoine (4 à 12 grammes) additionné parfois de 0,10 à 0,15 de tartre stibié, qui n'a jamais les résultats trop *souvent funestes* de la saignée. De larges vésicatoires sur la poitrine sont d'une absolue nécessité dans le cas d'épanchement pleurétique. Dans toute autre circonstance, ils doivent être rejetés par une sage thérapeutique : aux membres inférieurs, par exemple, ils seront impuissants contre un délire *purement nerveux* ; sur l'abdomen, ils ne peuvent empêcher le développement des ulcérations intestinales; le long du rachis, leur effet est nul pour combattre la roideur tétanique. Dans tous les cas, ils seront nuisibles par leur action débilitante ; et loin de les diminuer, ils augmenteront au contraire les désordres cérébraux, ne serait-ce que par la douleur qu'ils occasionnent, outre qu'ils peuvent déterminer la gangrène (2).

---

(1) Pour éviter la stase sanguine, il importe de varier le décubitus le plus possible. (Grisolle).

(2 Quant aux vésicatoires qu'on met aux mollets ou aux cuisses, il est certain qu'ils ne concourent pas au rétablissement des fonctions cérébrales et qu'ils sont impuissants pour relever les forces; comme le vésicatoire est d'ailleurs un moyen très-douloureux, il convient de le

La fièvre typhoïde est pour nous une fièvre rémittente, éruptive interne ; *elle devient pernicieuse* dans la grande majorité des cas, *sinon elle se guérit d'elle-même*. Aussi la méthode expectante compte-t-elle des succès nombreux, par la raison bien simple qu'elle ne contrarie jamais la nature dont les efforts tendent continuellement à se débarrasser du principe toxique absorbé par l'économie.

La fièvre typhoïde, ai-je dit, devient fréquemment pernicieuse ; à quoi doit-on attribuer, *sinon à des excès pernicieux*, ces morts si promptes qui ont lieu même au début de l'affection et frappent le médecin de stupéfaction ? Dans quelques cas on n'a même trouvé à l'autopsie qu'une seule ulcération intestinale, et rien du côté des autres organes qui pût donner la raison d'une issue aussi funeste.

Toutes les théories sont impuissantes à donner une explication convenable de ces morts presque subites ; les plus belles laissent subsister des doutes dans l'esprit. Les nôtres, au contraire, peuvent être comprises non-seulement de tous les praticiens, mais encore des personnes les plus étrangères à l'art médical. L'accès pernicieux parle en effet à l'intelligence de tout le monde, *et lui seul* peut donner la solution d'un problème *qui autrement reste inexpliqué*.

Si la fièvre typhoïde était continue, nul doute que le sulfate de quinine ne fût impuissant (1) ; or, j'ai vu l'administration de ce sel être suivie d'une diminution si rapide du nombre des pulsations, que de 130 qu'elles étaient au début, elles sont revenues au chiffre presque normal de 70 dans l'espace de quatre jours seulement ; ceci me paraît concluant en

bannir tout à fait du traitement de la fièvre typhoïde. (Grisolle, *Path. int.*, 5e édit., p. 50.)

(1) Le sulfate de quinine, disons-le bien haut, n'est qu'un antipériodique puissant ; quelques praticiens lui accordent à tort, selon nous, une vertu différente, celle de pouvoir combattre un élément qu'ils nomment pyrétique, dans la fièvre typhoïde.

faveur du type rémittent, dans l'affection typhoïde.

A quelles doses le sulfate de quinine doit-il être administré ?

En France, on paraît tellement redouter l'action de ce médicament que, dès qu'on parle de le donner à hautes doses, la majorité des praticiens jette des cris d'effroi. En Algérie, on doit cependant à ce mode de traitement de véritables résurrections. M. Lodibert, médecin en chef à l'hôpital de Philippeville, ne perdait en moyenne qu'un ou deux malades sur 20 atteints de fièvres pernicieuses ; dans d'autres hôpitaux où le précieux médicament n'était jamais donné au-delà d'un gramme à 1,50 par jour, la mortalité était au contraire de 18 malades sur 20 : ce que j'écris je l'ai vu.

Dans la fièvre typhoïde, les doses du sulfate de quinine doivent être proportionnées au degré de la maladie (1) ; mais on doit toujours se rappeler que, malgré son apparence de bénignité, cette cruelle affection peut être d'un moment à l'autre suivie d'un accès pernicieux foudroyant : alors le malade est perdu, quoi qu'on fasse ; le sulfate de quinine devient lui-même impuissant. Je ne saurais trop insister sur ce point, et je crois devoir citer ici deux exemples à l'appui de ce qui précède. Un jeune homme âgé de 18 ans, et sa mère âgée d'environ 40 ans, étaient atteints tous deux de fièvre typhoïde ; ils furent traités pendant huit jours par la méthode de Worms ; les symptômes de l'affection typhoïde avaient disparu, *pour tout autre que nous*, car les malades se levaient déjà et pouvaient prendre quelques aliments légers. C'est alors que le traitement fut discontinué, malgré mon avis. Le praticien qui me remplaça près de ces malades ne

(1) On doit tenir compte toutefois de la différence des climats ; ainsi, dans les pays chauds, les doses seront plus élevées que dans les climats tempérés *(Note de l'Auteur)*

voulut jamais croire à l'existence de la fièvre typhoïde, tant l'amélioration avait été rapide ; aussi les quolibets ne me furent-ils pas épargnés. Voilà, disait-on publiquement, les fièvres typhoïdes que guérit la méthode de Worms ! Quatre jours après, la face des choses avait bien changé : le jeune homme *étant levé* fut pris vers deux heures du soir d'un frisson violent ; à quatre heures il était mort. La mère, à son tour, fut prise pendant la nuit suivante de symptômes identiques, et à cinq heures du matin elle succombait également. A l'autopsie, on a constaté, *m'a-t-on dit*, de nombreuses ulcérations dans l'intestin. Il va sans dire *qu'on a nié alors* la possibilité de guérir de pareilles ulcérations. Je livre ces deux exemples à l'appréciation de tous les praticiens.

Dans la fièvre typhoïde, nous prescrivons journellement le sulfate de quinine dès le début à la dose de 1,20 à 1,80 ; nous le continuons à doses décroissantes jusqu'à parfaite guérison. Je suis allé même jusqu'à 3 grammes dans les vingt-quatre heures chez un jeune homme de Neufchâtel (Aisne), atteint d'une typhoïde ataxique ; le délire n'a cédé qu'après trois jours de cette médication ; le vingt-et-unième jour le malade était debout. La sœur de ce jeune homme, mariée dans une localité voisine, a contracté, en donnant des soins à son frère, une fièvre typhoïde qui ne s'est déclarée qu'après son retour dans le domicile conjugal ; elle a succombé aux suites de cette affection (chez elle, il est vrai, la méthode de Worms n'a pas été employée, étant réputée *incendiaire* dans cette localité).

On a reproché à M. Worms d'administrer le sulfate de quinine en trois doses égales à des intervalles réguliers. Nous reconnaissons que le médicament ne peut avoir d'action contre un accès existant ; mais il est indubitable qu'il combattra avec efficacité l'accès suivant. Dans une fièvre rémittente les accès se succèdent sans interruption : on ne peut donc faire prendre le médicament *que pendant*

leur durée. Je dois noter ici que, dans toutes les fièvres rémittentes, même les plus simples, la période de froid manque *généralement*, ou est de si courte durée qu'elle passe
souvent inaperçue. Ceci résulte de mes nombreuses observations en Algérie.

Uu autre reproche a été adressé à M. Worms, c'est de
donner le sulfate de quinine en potion. Cette question purement de forme est tellement puérile que je ne m'y arrê-
terai pas ; je donne, quant à moi, le médicament enveloppé
dans une hostie mouillée, ce que je préfère aux pilules, les
enfants et les délirants ne pouvant les ingérer qu'avec une
extrême difficulté.

L'ipécacuanha, porté à la dose d'un gramme additionné
de 5 centigrammes de tartre stibié, est donné par nous
comme émeto-cathartique ; administré dès le début et même
pendant tout le cours de l'affection typhoïde, toutefois que
la langue est saburrale, visqueuse, ou bien sèche et noire,
il a toujours été suivi d'une amélioration marquée ; les
purgatifs, au contraire, ont toujours augmenté le météorisme abdominal au lieu de le diminuer : l'expérience me
l'a prouvé et de nombreux praticiens partagent mon avis.

Les acides, tels que les limonades minérales ou végétales,
seront toujours utiles, et même indispensables, dans la
forme adynamique. Les pétéchies, les taches rosées et les
fuliginosités de la bouche ne sont, en effet, que des hémorrhagies cutanées semblables à celles du scorbut et du
purpura ; elles sont quelquefois même le signe précurseur
d'hémorrhagies internes, toujours fort graves, on le sait.
On doit donc les traiter, *dans tous les cas*, par les mêmes
moyens.

Je crois devoir terminer cet article par deux observations
très-succinctes, dans lesquelles l'existence de la fièvre
typhoïde me paraît parfaitement établie.

La première observation fera disparaître, je l'espère,

tous les doutes possibles sur l'efficacité de la méthode de Worms ; la seconde, tout en confirmant la précédente, aura en outre pour but de réfuter les théories des praticiens opposés à la vaccination.

OBSERVATION Ire. — *Salle Saint-Louis*, no 10. — Reignant, âgé de vingt et un ans, fusilier au 13e de ligne, entre à l'hôpital de Laon dans la nuit du 11 au 12 juin 1856 (cet homme était à l'infirmerie régimentaire).

12. *État du malade.* — Langue sèche, rapetissée et dure comme un morceau de bois ; fuliginosités de la bouche, météorisme abdominal considérable, gargouillement iliaque, diarrhée légère, pétéchies, taches rosées en grand nombre sur l'abdomen et la poitrine ; peau chaude et sèche, faciès profondément altéré ; la surface générale du corps est légèrement cyanosée ; délire violent, plaintes continues, râles sibilants et ronflants dans la poitrine ; pouls 140.

Traitement. — Diète, 3/4 de vin, limonade tartrique, ipéca 1 gr. additionné de tartre stibié 0,85, cataplasme abdominal, sulfate de quinine 2,40 en trois doses, une toutes les huit heures ; lotions avec vinaigre et alcool camphré chauds, sur la surface du corps.

arth st. 0,05 →

13. Le malade a vomi six fois la veille, par suite de l'évacuant qu'on lui a administré. La langue est moins sèche, elle est gluante au toucher ; le météorisme a diminué ; pouls 110 ; délire et plaintes ; pas de réponses aux questions.

Traitement. — Bouillon, 3/4 de vin, sulfate de quinine 1,80 avec addition de camphre 0,15. Le reste *ut suprà*.

14. Même état que la veille. Epistaxis abondant. Mêmes prescriptions, on y ajoute la limonade minérale.

15. Amélioration notable. Le délire est remplacé par le coma *somnolentum*; langue humide, quoique visqueuse encore ; le météorisme a diminué ; le pouls est à 96. Même traitement que la veille.

16. Le malade a dormi pendant la nuit ; la langue est humide mais saburrale, le coma est moins profond ; on obtient quelques réponses ; la teinte bleuâtre générale a disparu ; pouls 70. Ipéca additionné, sulfate de quinine 1,20. Le reste *ut suprà*.

17. Langue humide, un peu chargée vers le milieu ; face légèrement animée; réponses nettes. Même traitement, moins l'ipéca ; le malade a

vomi cinq fois la veille, par suite de l'éméto-cathartique administré.

18. Langue humide et rosée; le météorisme a presque disparu. Pouls 63. Sulfate de quinine 1 gr. en deux doses; potion avec la décoction de quinquina. Même alimentation.

19. L'amélioration est telle que le malade demande des aliments. La face surtout a perdu son cachet typhoïde. Sulfate de quinine 0,60 en une seule dose, à prendre le soir. Le reste *ut suprà*.

20. Le malade prétend être guéri; il demande à manger. Sulfate de quinine 0,40; on supprime la potion de quinquina. On lui donne comme aliment la soupe et un œuf. Le reste *idem*.

21. Le malade se plaint de l'insuffisance des aliments. Sulfate de quinine 0,40, 1/8 de portion de pain et deux œufs.

22. 1/8 de portion alimentaire; on supprime le sulfate de quinine. Vin de quinquina 60 gr.

23. Le malade s'est levé deux heures la veille. Même traitement.

24. 1/4 le matin, 1/8 le soir, vin de quinquina 90 gr.

25 et 26. 1/4 toute la journée, vin de quinquina 90 gr.

27. 1/2 le matin, 1/4 le soir, plus de vin de quinquina.

28, 29, 30, 1er et 2 juillet. 1/2 portion.

Le malade est sorti guéri le 3 juillet, après avoir subi un traitement de 21 jours seulement.

Cette observation est remarquable, car la guérison a été rapide.

On ne pourra nier d'ailleurs que Reignant n'ait été atteint de fièvre typhoïde.

OBSERVATION II. — *Salle Saint-Louis*, no 17. — Garcéau, âgé de vingt et un ans, fusilier au 13e de ligne, entré à l'Hôtel-Dieu le 9 mai 1856; ce militaire *n'a pas été vacciné*.

État du malade. Langue saburrale, gargouillement iliaque, abdomen légèrement ballonné avec sensibilité au toucher; pas de diarrhée, appétit nul; râles sibilants dans la poitrine; pouls 110; bourdonnements d'oreilles, vertiges, prostration extrême, faciès profondément altéré, réponses lentes et pénibles, épistaxis abondants depuis quatre jours; quelques taches rosées se remarquent sur le thorax. Ce militaire est d'un tempérament lymphatique; il offre de prime abord tous les symptômes d'une fièvre typhoïde adynamique au début.

Traitement. Diète. Ipéca 1 gr. avec tartre stibié 0,05, tisane d'orge.

10. Le malade a eu quatre vomissements la veille, par suite de l'émétocathartique. Son état s'est aggravé ; météorisme abdominal, épistaxis abondants, pouls 130, peau chaude et sèche, faciès encore plus altéré que la veille, insomnie.

Traitement. Bouillon, 1/2 de vin, limonade minérale, sulfate de quinine 1,20 en deux doses.

11. Le malade a déliré pendant la nuit ; tous les autres symptômes se sont aggravés ; pouls 136. Bouillon, 3/4 de vin ; la dose du sulfate de quinine est augmentée, sulfate de quinine 1,80.

12. Même état que la veille. Langue sèche et noire ; fuliginosités de la bouche ; diarrhée., pétéchies et taches rosées en grand nombre. Réponses très-difficiles. Pouls 130. Bouillon, 3/4 de vin, limonade minérale, sulfate de quinine 2,40 en trois doses.

13. Amélioration légère. Pouls 110, parotidite gauche.; sulfate de quinine 2,40. Le reste *idem.*

14. Même état. Mêmes prescriptions. Pouls 100. On débride largement la parotide gauche.

15 et 16. Amélioration notable dans tous les symptômes. Plus de délire la nuit. Pouls 80. Les fuliginosités ont disparu. Même traitement. Sulfate de quinine 1,50 en trois doses.

17 et 18. Amélioration plus marquée encore. L'abdomen n'est plus sensible au toucher, mais il est empâté ; le météorisme a presque totalement disparu. Engorgement de la parotide droite. Pouls 72. Même traitement. Sulfate de quinine 1,20.

19, 20 et 21. La maladie marche rapidement vers la guérison. La langue est humide, quoique légèrement chargée. Pouls 64, puis 60.

Traitement. Idem. Sulfate de quinine 0,80. Limonade tartrique. La limonade minérale est supprimée. On débride largement, le 20, la parotide droite.

22 et 23. La face est légèrement animée, le malade commence à dormir ; ses réponses sont nettes ; ventre souple, plus de diarrhée. Pouls 60, peau normale, l'appétit renaît. Même traitement. Sémoule au gras, sulfate de quinine 0,50.

Dès le 23, la convalescence est établie ; on supprime le sulfate de quinine, et on prescrit le vin de quinquina à la dose de 90 gr., ainsi qu'une potion avec la décoction de quinquina. Le malade reste à la semoule au gras pendant trois jours. On augmente ensuite progressivement les aliments; ainsi, le 1/4 de portion est donné dès le 29. Le même traitement est continué jusqu'au 11 juin. A cette date, les symptômes de la variole se déclarent; elle a été des plus confluentes. Je dois noter ici en passant que l'onguent napolitain en onctions sur la face m'a donné d'excellents résultats : ainsi, sur 53 varioleux traités cette année, 2 seulement ont été légèrement marqués.

Garceau est sorti guéri de l'Hôtel-Dieu le 9 juillet, après avoir subi un traitement de deux mois pour les deux affections; mais je ferai observer que la convalescence de la typhoïde était établie dès le seizième jour. Les parotides ont suppuré longtemps; elles étaient cicatrisées depuis quelques jours seulement lors de la sortie.

Il est évident que, dans ce dernier cas, la vaccination n'a pas engendré la fièvre typhoïde.

Il me revient en ce moment à la mémoire une autre observation que j'ai recueillie l'année dernière; je crois devoir la publier.

Gaillard, âgé de vingt ans, né à Paris, entre à l'Hôtel-Dieu de Laon en avril 1855. Ce malade est atteint de méningite; *il a été vacciné*. La guérison a été obtenue assez rapidement par l'emploi des saignées abondantes, du calomel, des révulsifs internes, externes, etc. A peine convalescent, ce militaire a contracté successivement pendant son séjour à l'hôpital les affections suivantes : 1° la rougeole, 2° la scarlatine, 3° la varioloïde, 4° la fièvre typhoïde; cette dernière a été compliquée de pneumonie. Tout me faisait espérer la guérison, lorsqu'une parotidite double est survenue; malgré de larges débridements opérés de suite, la gangrène s'est déclarée : elle a enlevé le malade.

Gaillard avait été vacciné; mais *la variole* a précédé l'affection typhoïde.

Je conclus donc des deux dernières observations que les praticiens ne doivent pas se laisser effrayer par de vaines théories dénuées de preuves, et que la vaccination doit être mise en pratique plus que jamais.

D^r LE CLER.

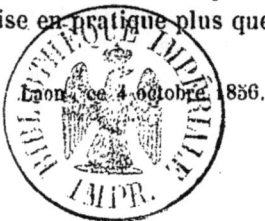

Laon, ce 4 octobre 1856.

2

Les généralités émises dans cet article ne pouvant donner qu'une idée très-imparfaite de notre méthode, j'ai jugé utile de compléter ce travail en le faisant suivre d'un court résumé des opinions et du traitement de M. Worms. J'ai consulté à cet effet la thèse de mon confrère et ami le Dr Guipon. Cette thèse, dont je vais citer textuellement plusieurs passages, a reçu l'entière approbation de notre illustre maître.

Exposé du Traitement.

Le but à atteindre, dans notre traitement, est, d'une part, de tenir prête et ouverte la voie destinée à l'élimination des produits et du principe toxique absorbés par l'économie ; d'autre part, de gouverner la fièvre et par là de prévenir l'accès pernicieux ; c'est donc sur l'état de la peau et celui du pouls qui sont solidaires que doit se fixer presque exclusivement l'attention du praticien (1).

Afin de maintenir ou préparer un état favorable de réaction, un premier moyen consiste à administrer un vomitif, (ipéca. pulv. 1 gramme, tartre stibié 0,05) au début et même pendant toute la durée de l'affection typhoïde, lorsque l'état de la langue le réclame, qu'elle soit saburrale, visqueuse, ou bien sèche et noire. Le vomitif, par son action à la fois éméto-cathartique et contro-stimulante, a toujours

---

(1) M. Worms attache une grande importance d'un côté à tenir la peau ouverte, et de l'autre à gouverner la fièvre par le sulfate de quinine. Ainsi s'expliquent facilement les motifs qui le déterminent à ne recourir, dans aucun cas, ni aux déplétions sanguines, ni aux purgatifs salins, ni à l'application de la glace ou de l'eau froide, qui ne peuvent que contrarier la crise cutanée. Il en est de même des dérivatifs et des vésicatoires dont on est si prodigue en pareil cas ; ils ne sont indiqués que lorsque la lenteur du pouls et la basse température de la peau caractérisent un état parfaitement torpide ; y avoir recours quand le pouls est fréquent, la peau brûlante et le délire prononcé, c'est déterminer presque toujours l'aggravation de la maladie et la perte du malade.

l'influence la plus favorable sur tout le cours de la maladie ; car non-seulement il débarrasse la muqueuse digestive de l'enduit dont elle est revêtue, mais il dispose aussi la peau à une transpiration insensible.

Le second moyen consiste dans l'emploi du sulfate de quinine (1). Les doses du médicament seront au début de 1,20, 1,50, 1,80, 2 et même 3 grammes selon l'urgence, divisées en deux ou trois parties égales, à prendre à 8 heures d'intervalles, dans les 24 heures, soit en solution, soit enveloppées dans une hostie mouillée. Le médicament sera ensuite continué à doses décroissantes jusqu'à parfaite guérison. Vers le douzième jour par exemple, les doses seront au plus d'un gramme en 3 ou 4 prises dans la journée. Telle est la base de notre traitement (2).

D'autres moyens seront nécessaires, selon la forme et la marche de l'affection typhoïde ; les complications exigeront aussi un traitement particulier; nous les indiquerons plus loin. Avant d'aborder ce sujet, nous croyons devoir insister sur

(1) Une proposition sur laquelle M. Worms se fonde encore pour donner le sulfate de quinine est la suivante : c'est que tout paroxysme, outre qu'il est un danger par lui-même, au moment où il existe, entraîne par son apparition une aggravation des différentes congestions existantes et après qu'il a cessé un épuisement considérable des forces vitales. C'est à ces congestions qu'il faut attribuer : 1° les lésions constantes qu'on observe dans la typhoïde ; engorgement de la rate et des ganglions mésentériques ; 2° les lésions qui ne se rencontrent que chez un certain nombre de sujets et ne sont pas caractéristiques ; injection ou ramollissement des muqueuses digestives. L'hépatisation du poumon n'est elle-même en général que le résultat d'une congestion passive.. l'hémostase. (Note de l'Auteur.)

(2) Dès que la fièvre typhoïde perd de son intensité, le faciès change d'expression et reprend de l'animation; ensuite le malade demande à manger avec instances. C'est pour nous l'indice le plus certain que la convalescence est franchement établie ; tant que ce résultat n'est pas obtenu, nous continuons le traitement, quand même le pouls est à 60 (Note de l'Auteur.)

l'utilité du sulfate de quinine : ainsi vers le début et même vers la terminaison de la fièvre typhoïde, on observe fréquemment des accès fébriles intermittents bien tranchés ; ils persistent même lorsque la convalescence paraît franchement établie. On devra se tenir en garde contre ces accès souvent insidieux et les surveiller avec la plus grande attention, *car ils deviennent fréquemment pernicieux* et déterminent alors en quelques heures la perte du malade, lorsque tout pouvait en faire espérer la guérison prochaine. (Voir les deux exemples cités page 12). Le sulfate de quinine, même à hautes doses, doit leur être opposé promptement, jusqu'à cessation complète de tout mouvement fébrile (1).

Nous allons maintenant indiquer la médication suivie par M. Worms, concurremment avec les moyens précités, selon les différentes formes que revêt l'affection typhoïde :

1° La réaction est modérée de prime-abord et donne à la maladie le caractère le plus favorable : tous les efforts du médecin consistent à maintenir cet heureux état;

2° La réaction est tumultueuse, menaçante : il faut la modérer ;

3° — Elle est nulle, insuffisante; le système nerveux n'en peut faire les frais : il faut venir à son secours.

Dans le premier cas, lorsque la diaphorèse (nous ne disons pas la sueur; la sueur est nuisible au contraire, car elle résulte en général d'une paralysie du système nerveux), quand la diaphorèse, disons-nous, est amenée graduellement et pour ainsi dire naturellement, l'emploi intempestif des sudorifiques ne peut que troubler d'une manière

_____

(1) J'insisterai vivement sur ce point, car un de nos confrères d'un département voisin a perdu, m'a-t-on dit, un de ses malades pour n'avoir pas suivi nos préceptes. Des accès fébriles intermittents légers étant survenus pendant la convalescence, on a cru devoir ne donner que des doses insignifiantes de quinine : un accès pernicieux s'est déclaré le quatrième jour et a enlevé le malade.

fâcheuse le cours de la maladie ; les boissons adoucissantes suffisent en pareil cas.

Dans les deux derniers cas, la peau, au contraire, est fermée à toute crise ; c'est donc à modifier cet état que doivent tendre les efforts du médecin.

Les moyens propres à obtenir un résultat heureux sont dans les réactions franches et tumultueuses, l'administration de boissons chaudes et aromatiques et l'emploi du sel de nitre, 4 à 8 grammes, en potion à prendre par cuillerée d'heure en heure, dans la journée ; mais il fera place à l'oxyde blanc d'antimoine aux mêmes doses, dès que la réaction aura perdu de sa violence, soit simplement, soit par suite de l'engouement pulmonaire. Dans ce dernier cas, le bouillon et le vin sont également indiqués, car c'est le début de la forme adynamique que nous décrirons plus loin.

Dans les réactions nulles ou médiocres complètement opposées aux précédentes, le bouillon, le vin, les infusions de tilleul et d'arnica, les limonades minérales ou végétales, le vin de canelle avec 8 grammes de teinture, l'oxyde blanc d'antimoine additionné de camphre, 0,15 à 0,30, les lotions chaudes sur la surface du corps avec mélange de parties égales de vinaigre et d'alcool camphré, les larges vésicatoires sur le thorax : telle est notre thérapeutique, surtout en présence d'un engouement pulmonaire prononcé.

Deux conditions principales fixent la cessation immédiate de l'emploi des alcalins (1) et l'administration des acides ;

(1) Des travaux récents ont prouvé que l'albumine du sang se transforme en urée, sous l'influence d'un sel d'ammoniaque; nous pouvons donc en conclure que tous les alcalins se comportent de la même manière dans l'économie ; d'où la défibrination du sang qui suit leur emploi. Les acides au contraire augmentent la plasticité de ce liquide, par la raison probable qu'ils s'opposent à la transformation de l'albumine en urée, en rendant acides les sels neutres ou alcalins de l'économie; en outre ils agissent comme astringents.

c'est lorsqu'à la période dite inflammatoire qui ne dure que quelques jours, succède la période adynamique (1). Celle-ci est caractérisée, en premier lieu, par la tendance hémorrhagique avec diffluence du sang, se manifestant soit par des épistaxis abondants, des pétéchies, des taches rosées ou des fuliginosités de la bouche, avec coïncidence de chaleur mordicante de la peau, grande exaltation et en même temps faiblesse du pouls. En second lieu, prostration extrême du système nerveux avec flaccidité, abaissement de la température de la peau, ou ralentissement marqué et affaiblissement de la circulation. On comprendra facilement pourquoi nous cessons les alcalins; ceux-ci ne pourraient qu'augmenter la diffluence du sang. Les acides au contraire ont la propriété bien connue de rendre au sang sa plasticité; leur utilité est donc incontestable.

Accidents secondaires.

Les accidents secondaires égalent souvent en gravité la maladie qui leur donne naissance. Parmi ces accidents, un de ceux qui ont la plus fâcheuse influence, est la diarrhée provoquée par la fonte de l'exanthème folliculeux, contre laquelle vient échouer l'opium, le nitrate d'argent, le bismuth, etc. Ces diarrhées cèdent avec une merveilleuse promptitude à des demi-lavements de lait, avec 4 à 8 gr. de térébenthine de Venise, répétés deux à trois fois dans les vingt-quatre heures.

La diarrhée se complique souvent de météorisme abdominal; on modifie alors le véhicule et on remplace le lait par l'infusion de camomille additionnée de 0,10 à 0,30 de

(2) Dès que la période adynamique se déclare, nous donnons immédiatement le bouillon et le vin, 1/2, 3/4 et même portion entière. Plus le délire est violent, plus nous augmentons la dose de vin. Le sulfate de quinine est donné conjointement à doses élevées; en trois ou quatre jours au plus, on est maître du délire.

Nota. — La portion entière de vin est d'un demi-litre, pour la journée.

camphre. On lait de plus des frictions sur le ventre avec la térébenthine dissoute dans l'alcool camphré chaud.

Pendant le cours de la fièvre typhoïde, il survient, à peu près toujours, une stase pulmonaire qui, par elle-même, exerce une influence facheuse sur la marche de la maladie et devient souvent cause de mort quand elle s'aggrave. Dans le cas de simple engouement, l'oxyde blanc d'antimoine en deux potions de 4 gram. chacune, avec addition de 5 à 10 centig. de camphre, seront prises par cuillerées à bouche, d'heure en heure. Lorsque l'engouement pulmonaire est passé à l'hépatisation, au lieu de saigner, ce qui serait mortel selon M. Worms, on donnera des boissons chaudes aromatiques, des infusions d'arnica, l'oxyde blanc d'antimoine, 8 gram., avec addition de 0,05 à 0,15 de tartre stibié, et camphre 0,10 à 0,20. De larges vésicatoires seront appliqués sur la poitrine, sur le côté affecté, mais seulement quand le pouls commencera à perdre de sa fréquence. Ces moyens sont seuls propres à régulariser la marche du mal et à conjurer sa terminaison fatale.

Le décubitus produit si peu de gangrènes avec cette méthode que nous n'avons presque pas de faits à alléguer ; le meilleur moyen à leur opposer consiste dans l'application du tannate de plomb à l'état humide, dès qu'il y a rougeur ou sensibilité de la région sacrée (1). Cependant si l'escharre se forme, dès qu'il commence à se détacher on le pansera avec le tannate de plomb uni à la térébenthine.

(1) Formule du tannate de plomb à l'état humide.
    Ecorce de chêne concassée . . . . .   30 gram.
    Eau de fontaine.   250
Faites bouillir jusqu'à réduction de 125 gram.
Ajoutez à la liqueur passée à l'étamine,
Extrait de saturne Q. S. jusqu'à cessation de précipité.
Le précipité sera recueilli sur un filtre.
En mettre une couche épaisse avec le doigt sur les parties menacées de gangrène.

Les parotidites sont rares avec notre traitement; lorsqu'elles surviennent, on doit leur opposer, dès le début, de larges débridements.

Les avantages de notre méthode sont les suivants : il arrive très-souvent (d'après M. Worms, 15 fois sur 20) d'enrayer la maladie et de l'amener à son terme dans l'espace de cinq à huit jours. Quand on ne réussit pas à la couper ou qu'elle arrive toute développée, on la voit marcher paisiblement, obéir, pour ainsi dire, au traitement, marcher promptement et sans orages vers une convalescence franche où la rechute est en quelque sorte sans exemple, dans laquelle le malade n'a perdu ni les forces ni la couleur, et n'est sujet à aucun accident inquiétant. La maladie dure ordinairement dans ce cas une quinzaine de jours, et le vingtième il est rare que le malade ne se promène ou ne mange pas à sa volonté. Je n'ai presque jamais eu l'occasion d'observer de gangrènes, ni de perforations ou de phthisies intestinales; en conséquence, d'une manière générale : marche plus simple de l'affection primitive, fréquence moins grande d'accidents secondaires, guérison plus fréquente, plus rapide, et convalescence moins longue.

Réflexions de l'Auteur.

Plusieurs praticiens ont cru devoir réclamer pour eux la priorité de l'emploi du sulfate de quinine contre la fièvre typhoïde. Je doute que leur réclamation soit fondée, car la méthode de Worms a pris naissance en 1837.

Ce traitement sera définitivement et généralement adopté par la suite, c'est notre intime conviction; mais vingt années s'écouleront probablement encore avant ce résultat. Nous aurons à combattre : 1° les idées préconçues; 2° l'amour-propre de certains auteurs qui ont une tendresse plus qu'aveugle pour leur progéniture; 3° la routine. Cette dernière est le pire des maux qui puissent affliger l'espèce médicale, car elle est généralement chronique et par cela même incurable.

Il est encore une autre cause d'insuccès que nous croyons devoir signaler : ainsi, lorsqu'un traitement est mis à l'essai, les uns ne s'en tiendront pas aux observations mêmes et le modifieront selon leurs vues personnelles ; d'autres ne le continueront que pendant un certain laps de temps insuffisant pour obtenir la guérison ; tous alors proclameront que le traitement est détestable ; il en est même qui, sans l'avoir essayé, le décrieront de prime-abord et préfèreront perdre leurs malades plutôt que de le mettre en pratique. La conclusion de ce qui précède, c'est que la sagacité, la bonne foi et la rectitude du jugement sont les conditions indispensables à la réussite d'une entreprise quelconque.

La grande variété des traitements préconisés, de nos jours, sans le moindre succès, contre la fièvre typhoïde, a engendré le scepticisme médical, qui lui-même a donné naissance à la méthode expectante : ainsi, c'est dans l'expectation que se réfugient un grand nombre de praticiens même très-distingués. Mais l'expectation est-elle une méthode? l'expectation est-elle un traitement? Non évidemment, c'est le suprême degré du doute ou du prestige perdu ; c'est l'abandon du malade aux seuls efforts de la nature, sans même se donner la peine de la seconder ; c'est enfin l'aveu le plus complet de l'impuissance médicale. Avec une pareille méthode, le médecin n'est qu'une superfluité pour le malade ; avec la nôtre, au contraire, nous obtenons presque toujours la guérison et nous ne sommes jamais forcé d'abdiquer notre titre de médecin.

Dr LE CLER.

Laon, ce 2 janvier 1857.

OBSERVATIONS

SUR LE

TRAITEMENT DE LA FIÈVRE TYPHOÏDE.

———

A M. le Dr Sales-Girons, directeur de la REVUE MÉDICALE.

Laon, 20 octobre 1857.

Monsieur le Rédacteur,

M. V. Renouart a publié dernièrement, dans la *Revue*, deux articles où il cherche à établir en principe que le tartre stibié est le spécifique de la fièvre typhoïde. Il cite, à l'appui de cette opinion, plusieurs observations (1) dont le nombre nous paraît trop restreint pour que l'on puisse en tirer une conclusion aussi formelle. Nous ne pouvons donc partager ce qui nous semble être une illusion de la part de notre confrère.

Il est vrai que le tartre stibié est appelé à rendre de grands services dans le traitement de la typhoïde ; mais si l'on se borne à l'administrer *uniquement*, son emploi *dans certains cas* pourra n'être suivi d'aucun succès ; car ce médicament est impuissant à prévenir ou à combattre *l'accès pernicieux* qui, selon nous, est *l'unique cause de la mort*, quand il n'existe pas de complications telles que : perforation intestinale, pneumonie, etc., qui ne sont évidemment que des accidents secondaires. L'observation qu'on lira plus loin démontrera suffisamment la vérité de notre assertion, et nous espérons qu'après en avoir pris connaissance, M. V. Renouart ne persistera pas à vouloir éri-

——————

(1) M. V. Renouart cite quatorze observations, douze guérisons et deux morts.

ger en méthode un mode de traitement qui serait insuffisant dans la grande majorité des cas.

« La fièvre typhoïde, avons-nous écrit l'an dernier, *devient fréquemment pernicieuse, sinon elle se guérit d'elle-même;* aussi la méthode expectante compte-t-elle des succès nombreux. » La méthode expectante consiste, comme on le sait, à donner au malade, *pour tout traitement,* des boissons délayantes et de l'air pur.... beaucoup d'air pur !... comme l'écrivait en 1856, dans l'*Abeille,* un praticien très-distingué.

Il est possible que, dans certaines localités, la fièvre typhoïde soit tellement bénigne qu'il suffise d'un peu d'eau et de beaucoup d'air pur pour la guérir; mais nous pouvons affirmer que, dans nos contrées, cette affection est *si constamment grave,* que toutes les médications, *la méthode expectante comprise,* y échoueraient douze fois sur vingt; nous en avons fait la triste expérience.

La méthode de Worms nous a seule donné jusqu'ici des succès constants. Ainsi, cette année, sur 64 malades atteints de typhoïde, nous n'en avons perdu que 2 : une jeune fille de 15 ans et une femme âgée de 23. La première, ayant à notre insu refusé de prendre le sulfate de quinine prescrit à notre visite du matin, (ce médicament lui donnait, disait-elle, des bourdonnements d'oreilles et finirait par la rendre sourde), succomba le lendemain dans la matinée aux suites d'un accès pernicieux qui s'était déclaré pendant la nuit. La seconde, atteinte simultanément de fièvre typhoïde et de rougeole, était dans un délire violent lors de notre première visite; elle rejetait constamment les couvertures de son lit, ce qui l'exposait au refroidissement et par suite à la répercussion de l'exanthème. En pareille circonstance, il devenait urgent d'attacher la malade; mais ses parents s'y opposèrent, *ne voulant pas, disaient-ils, qu'on la brutalisât :* le lendemain, l'éruption avait presque totalement disparu et

le délire était remplacé par un coma profond. Cette malheu-
reuse succomba dans cet état dès le quatrième jour, sans avoir
pu proférer une seule parole et sans avoir pu prendre aucun
de nos médicaments ; car, administrés en lavement, ils ne furent pas conservés, et donnés par la bouche ils ne purent
être ingérés, la déglutition étant devenue impossible.

On pourrait encore nous objecter, comme on l'a déjà fait,
que nous n'avons eu affaire qu'à des fièvres gastriques ; or,
il est impossible qu'un médecin, doué d'un peu de jugement,
puisse commettre une pareille erreur : nous avons traité
cette année, tant à l'Hôtel-Dieu que dans notre clientèle,
148 malades atteints de fièvres muqueuses ou bilieuses ; et
constamment nous avons obtenu la guérison de ces affections, à l'aide de quelques purgatifs ou vomitifs. Dans certains cas, nous avons dû recourir à l'emploi du sulfate de
quinine pour couper des accès intermittents ; mais ici nous
n'avons jamais dépassé la dose de 0,70 du médicament,
donné deux heures avant l'accès, selon notre habitude.

(1) Le diagnostic différentiel des types, continu et rémittent, n'est pas toujours aussi facile à établir qu'on pourrait
le croire de prime-abord. Aussi, en Algérie, les fièvres rémittentes, véritables Protée, font-elles le désespoir des médecins nouvellement arrivés ; abusés par les manifestations
extérieures de ces fièvres, il arrive souvent, sinon toujours,
que ces praticiens les confondent avec des pyrexies à type
continu. D'où il résulte qu'ils y perdent leur latin d'abord...
et ensuite, ce qui est beaucoup plus sérieux, leurs malades ; à
moins toutefois qu'ils n'en viennent promptement à modifier
leurs idées et conséquemment leur traitement, ce qui, malheureusement, n'a pas toujours lieu assez immédiatement.

Que d'exemples ne pourrions-nous pas citer, au besoin,
à l'appui de cette assertion !

(1) Ce qui suit, jusqu'à la première observation, n'a pas été publié par la *Revue Médicale.*

En France, le type rémittent ou intermittent n'est pas l'exception, comme on le croit généralement ; j'ai rencontré, très-fréquemment, ce type uni aux affections les plus diverses, telles que : fièvres éruptives, pneumonie franchement inflammatoire, etc. Plusieurs praticiens distingués ont pu faire la même remarque ; je citerai, entre autres, notre excellent confrère, le Dr Villers, de Toulon, ex-médecin principal dans la marine impériale. Je lui emprunterai les lignes suivantes, qui sont extraites d'un ouvrage publié en 1851 : « Aujourd'hui à Toulon, comme ailleurs, en
» France du moins, les maladies sont plus fréquemment
» des pyrexies que des phlegmasies ; le génie pyrétique in-
» termittent l'emporte sur le génie inflammatoire, et consé-
» quemment, comme moyens généraux de médication, le
» quinquina et les toniques doivent primer, le plus souvent,
» les évacuations sanguines et les débilitants. »

. . . .

. . . .

« Pour quelques-unes (maladies) le caractère intermittent
» n'était indiqué que par une rémission tellement peu mar-
» quée, tellement faible, tellement fugitive, qu'il était né-
» cessaire d'apporter l'attention la plus grande pour les re-
» connaître sous leurs dehors insidieux et ne pas les
» confondre avec des pyrexies continues, ainsi que je l'ai
» vu faire. Une pareille erreur de diagnostic entraînait les
» conséquences les plus fâcheuses, en ce sens qu'elle don-
» nait nécessairement lieu à l'indication, et conséquemment
» à l'application d'une thérapeutique fatale pour le malade. »
(Dr Villers.)

La fièvre typhoïde débute souvent par des accès fébriles intermittents bien tranchés ; d'autres fois elle affecte, de prime-abord, le type rémittent que les praticiens ne confondent que trop souvent avec le type continu. Or, voici ce que l'administration du sulfate de quinine présente *de très-*

particulier : dans le premier cas, la fièvre typhoïde conserve la forme intermittente pendant toute sa durée ; seulement les accès fébriles semblent se multiplier au fur et à
mesure de la marche de la maladie, et il n'est pas rare
d'observer jusqu'à trois ou quatre accès intermittents dans
une seule journée. Dans le second cas, la typhoïde quitte
la forme rémittente pour revêtir le type intermittent qu'elle
conserve également jusqu'à sa terminaison.

Un pareil résultat est très-remarquable ; il prouve victo-
rieusement, selon nous, que la typhoïde *n'est et ne peut
être une fièvre continue* Que l'on administre, en effet, le
sulfate de quinine dans le cours d'une fièvre continue, cette
affection prendra-t-elle le type intermittent ? Non évidemment.

Je me suis parfois demandé quelle pouvait être l'action
du sulfate de quinine dans le rhumatisme articulaire, affection essentiellement continue ? Je n'ai jamais pu résoudre
cette question, ni comprendre la vogue dont jouit ce médicament dans l'affection rhumatismale ; car le sulfate de
quinine n'est, en définitive, qu'un puissant anti-périodi-
que et un stimulant général du système nerveux

J'ai dû, quant à moi, renoncer, depuis trois années environ, au sulfate de quinine, en raison du peu de succès
qu'il m'a procuré, et je traite, depuis cette époque, le rhumatisme articulaire par la teinture de fleurs *fraîches* de
colchique d'automne. La dose du médicament est de 20 à
60 gouttes dans une potion gommeuse, à prendre par cuillerée, d'heure en heure dans la journée. En administrant
le médicament de cette manière et non en deux ou trois
doses, le malade est constamment soumis à son influence
et *ne la subit que progressivement ;* aussi n'avons-nous jamais
constaté *d'effet purgatif !* Ce n'est donc pas à son action pur-
gative, comme certains auteurs l'ont prétendu, qu'il faut
attribuer la vertu anti-rhumatismale du colchique. Notre

teinture a , *sur celles de semences et de bulbes*, l'avantage d'être *constamment fidèle*, en raison de sa préparation même ; ici , point de semences, qui peuvent être avariées, ou, non mûres, ni de bulbes trop jeunes ou trop vieux ; dès que la fleur du colchique est épanouie , on la récolte par un temps sec ; on la pile immédiatement, on en exprime le suc, et le suc obtenu est ensuite mélangé, avec parties égales, d'alcool rectifié.

Nous avons trouvé la formule de cette teinture dans un journal de pharmacie qui nous avait été prêté ; et depuis trois années, nous l'expérimentons avec un succès inespéré ; mais nous étudierons ses effets pendant une année encore, avant de publier nos résultats. Je crois pouvoir dire aujourd'hui cependant que le médicament n'a réellement d'efficacité *bien constante* que dans le rhumatisme articulaire aigu ; ici nous avons guéri en huit jours des individus chez lesquels l'affection était généralisée. Dans le rhumatisme articulaire chronique , revenu à l'état sub-aigu, le résultat a toujours été incertain.

Nous croyons rendre un véritable service à l'humanité, en signalant les précieuses propriétés du colchique dans le rhumatisme articulaire ; car aujourd'hui le sulfate de quinine est d'un prix si élevé qu'un médecin hésite parfois à le prescrire à des malades pauvres, tandis que le colchique est une plante si commune en France, que le prix doit en être à peu près insignifiant.

Nous engageons donc vivement tous les praticiens véritablement amis du progrès , à se livrer à l'expérimentation de la teinture de fleurs fraiches de colchique et à donner de la publicité à leurs résultats, afin que l'opinion puisse être définitivement fixée sur la valeur du médicament.

Nous terminerons par deux observations où la typhoïde a été compliquée de pneumonie chez les deux malades. La première démontrera à M. V. Renouart que le tartre stibié est impuissant contre la typhoïde, si l'accès pernicieux vient à se déclarer ; la seconde aura pour but de rendre évidente la supériorité de la méthode de Worms sur toutes les autres.

PREMIÈRE OBSERVATION.

N..., maréchal ferrant au 9e régiment d'artillerie, entre à l'Hôtel-Dieu de Laon en décembre 1856. Ce malade est atteint de fièvre typhoïde au cinquième jour et de pneumonie du côté gauche. La pneumonie occupe les deux tiers inférieurs du poumon gauche. N... a déliré pendant la nuit ; à notre visite du matin, nous le trouvons plongé dans le *coma somnolentum ;* des taches rosées en grand nombre se remarquent sur le thorax ; la peau a une teinte terreuse ; elle est chaude et sèche ; l'abdomen météorisé est très-douloureux à la pression ; le pouls est petit et fréquent (140 pulsations) ; l'expectoration difficile et les crachats fortement rouillés ; râles sibilants à droite, râles crépitants à gauche.

Traitement. Bouillon , 3/4 de vin , sulfate de quinine 2,40, en trois doses, une toutes les huit heures. Potion avec oxyde blanc d'antimoine 12 gramm. et tartre stibié 0,15, avec addition de camphre 0,20 ; fomentations émollientes sur l'abdomen ; frictions sur les membres avec vinaigre et alcool camphré chauds ; limonade sulfurique pectorale pour boisson (1).

2e jour. Amélioration notable dans tous les symptômes : très-peu de météorisme ; réponses assez nettes ; diarrhée légère que nous attribuons à la potion antimoniée ; expectoration plus facile ; mais crachats toujours fortement rouillés ; pouls, 90.

Traitement. Ut suprà.

3e jour. Plus de météorisme ; plus de douleur à la pression de la main sur l'abdomen ; réponses nettes ; visage souriant ;

(1 Cette limonade est ainsi composée :

Infusion pectorale édulcorée . . . . . 1 litre.
Eau de Rabel. . . . . 2 à 8 grammes.
Mélanger.

peau normale ; expectoration facile ; crachats toujours rouillés ; pouls, 72.

L'amélioration a été si rapide que nous croyons avoir commis une erreur de diagnostic, relativement à la typhoïde, et nous l'avouons franchement aux élèves qui partagent cette conviction. Croyant alors n'avoir affaire qu'à une pneumonie franchement inflammatoire, et craignant d'exaspérer cette maladie par un traitement intempestif, nous supprimons les médicaments donnés depuis deux jours. Nous faisons en conséquence la prescription suivante :

Traitement. Bouillon, diète de vin, tisane pectorale ; *potion avec tartre stibié 0,30,* à prendre une cuillerée toutes les heures.

4e jour. Un accès pernicieux, avec délire violent, est survenu pendant la nuit, et le matin nous trouvons le malade plongé dans un coma profond ; l'abdomen est considérablement météorisé ; la déglutition est devenue impossible ; le pouls est petit, serré, intermittent ; on peut à peine compter le nombre des pulsations, que nous jugeons être de 170 à 180.

Nous recourons immédiatement à l'emploi du sulfate de quinine ; mais il ne peut être ingéré ; nous en administrons une dose de 1,50 en lavement ; mais il n'est pas conservé plus d'une minute. Le malade succombe enfin, une heure après notre visite (1).

Autopsie. Rate volumineuse, très-friable, gorgée d'un sang noir ; estomac et intestin légèrement congestionnés ; douze ulcérations environ (j'ai omis d'en noter le nombre sur mon cahier d'observations) sont trouvées dans le tiers inférieur de l'iléon ; ces ulcérations sont surmontées d'un bourbillon ou escharre non encore détaché. Le poumon gauche est engoué, excepté au sommet ; plongé dans l'eau, il surnage ; le poumon droit est sain ; stase sanguine cadavérique postérieurement ; rien du côté du cœur ni du côté du cerveau ; on trouve cependant un peu de sérosité dans les ventricules, et les méninges sont légèrement injectées ;

(1) Ici, on le voit, le tartre stibié, préconisé par M. V. Renouart, a complètement échoué.

3

mais j'ai fait les mêmes remarques en Algérie sur des individus morts des suites de fièvres pernicieuses intermittentes.

Nous ne voulons tirer aucune conclusion de cette observation que nous livrons à l'appréciation de tous les praticiens.

II° OBSERVATION.

Champel, âgé de 21 ans, détenu à la prison civile de Laon, entre à l'Hôtel-Dieu le 12 mai 1857 ; cet homme est malade depuis quatre jours ; il nous est envoyé de l'infirmerie de la prison comme étant atteint de pneumonie gauche. A notre visite du matin, Champel est dans le délire ; il ne peut répondre à aucune de nos questions ; la langue est noire, fuligineuse, sèche et dure ; l'abdomen est météorisé, le faciès est tout à fait caractéristique ; le malade a de fréquents soubresauts des tendons ; il est dans une agitation continuelle et veut sortir de son lit ; peau chaude et sèche ; pétéchies et taches rosées en grand nombre ; point de côté à gauche ; râles crépitants à gauche ; crachats rouillés ; pouls, 130.

13. *Traitement*. Bouillon ; 1/2 de vin ; infusion de tilleul et d'arnica ; ipéca 1 gramm. avec tartre stibié 0,05 ; sulfate de quinine, 1,80 en trois doses, additionné de camphre pulv. 0,30 ; potion avec oxyde blanc d'antimoine 8 gramm. et tartre stibié 0,10 centig. ; fomentations abdominales ; frictions avec vinaigre et alcool camphré tièdes sur la surface du corps.

14. L'état du malade a empiré ; il a eu la veille cinq à six vomissements et deux selles par suite du vomitif administré ; délire violent (pouls, 120, dix pulsations de moins que la veille).

Traitement. Bouillon ; 3/4 de vin ; limonade sulfurique pectorale ; sulfate de quinine, 2,40 en trois doses ; potion avec oxyde blanc d'antim. 12 gramm. ; tartre stibié 0,15 ; frictions et foment. abdom.

15. Même état que la veille ; crachats toujours fortement rouillés (pouls 115).

Traitement. Bouillon ; portion entière de vin ; le reste, *id*.

16. Même état. Même prescription (pouls 108).

17. Amélioration légère ; les crachats sont moins rouillés ; le

délire est moins violent ; le malade ne répond à aucune de nos questions. Nous reconnaissons l'existence d'un épanchement pleurétique à gauche (pouls, 92).

Traitement. Ut suprà. Large vésicatoire sur le côté gauche.

18. Amélioration plus marquée ; les crachats ne sont plus rouillés, mais ils sont toujours adhérents au vase. Les fuliginosités de la bouche ont disparu ; la langue est rouge et visqueuse ; le ventre devient souple, il est moins douloureux au toucher ; la peau est toujours chaude et sèche (pouls, 76).

Traitement. S. de quinine, 1,80 ; potion oxyde bl. d'antim., 8 gramm., et tartre stibié, 0,05 ; le reste, *idem.*

19. Champel a dormi quelques heures la veille. La langue se nettoie ; on obtient quelques réponses ; le faciès est meilleur. Crachats blancs, moins adhérents et plus aérés (pouls, 76).

Traitement. Idem. Nous diminuons encore la dose du quinine, 1,50 en trois doses ; potion kermétisée à 0,20. On supprime la potion antimoniée.

20. Amélioration très-marquée ; réponses assez nettes (pouls, 72).

Traitement. Bouillon et un œuf. Le reste, *ut suprà.*

21. La maladie marche rapidement vers la guérison ; le malade nous demande à manger ; sa langue est humide, mais encore un peu chargée vers le milieu. Le vésicatoire ne tirant plus, nous le faisons renouveler.

Traitement. Soupe et deux œufs ; sulfate de quinine, 1,20. Mêmes prescriptions que la veille.

22. Même état ; mêmes prescriptions.

23. Le malade dort bien ; ses réponses sont nettes ; le ventre est souple, la peau normale ; les crachats sont blancs, ils n'adhèrent plus au vase ; face bonne et souriante. Le malade nous demande à manger avec instances (pouls, 68).

Traitement. 1/8 de portion alimentaire le matin ; soupe et deux œufs le soir ; tisane pectorale ; sulfate de quinine, 0,60 ; potion avec la décoction de quinquina.

24. 1/8 de portion toute la journée ; le reste, *idem.*

25. *Idem.* ; 1/2 lavement huileux. Le malade ne va pas à la selle depuis deux jours.

26. La convalescence est parfaitement établie depuis le 23,

et, depuis cette époque, le malade ne cesse de nous solliciter
pour avoir des aliments en plus grande quantité; c'est pour nous
(je l'ai dit) le signe le plus certain que la convalescence est
franchement établie.

Traitement. 1/4 le matin, 1/8 le soir; on supprime le quinine,
ainsi que la potion de quinquina, et l'on donne : vin de quinquina,
100 grammes.

27, 28 et 29. 1/4 toute la journée; on supprime la potion
kermétisée, à la date du 28.

Dès le 30, nous donnons la 1/2 le matin et le 1/4 le soir, et à
la date du 1er juin, on donne la 1/2 portion alimentaire.

Nous avons gardé Champel pendant un mois encore, et nous
l'avons renvoyé à la prison le 1er juillet seulement.

On peut se convaincre, par l'exposé très-succinct de cette
observation que l'estomac de Champel n'a été nullement
altéré par le sulfate de quinine donné à hautes doses; cependant le malade en a pris jusqu'à 2,40 dans les 24 heures,
pendant quatre jours consécutifs.

La fièvre typhoïde et la pneumonie ont été promptement
guéries, et le poumon a recouvré toutes ses fonctions sans
que nous ayons pratiqué une seule saignée; dans ce cas
la saignée serait mortelle, selon M. Worms, et nous parta-
geons son opinion.

Peu de temps après la publication de notre réponse à
M. V. Renouart dans la *Revue médicale*, nous avons reçu de
M. le Dr Landouzy, de Reims, une lettre accompagnée d'un
opuscule sur la rupture de la rate dans la fièvre typhoïde;
nous allons les reproduire :

« Mon cher Confrère,

» Puisque vous vous occupez, avec succès, de la question
» si importante du quinine dans la fièvre typhoïde, je vous
» envoie un document que je retrouve, en rangeant ma bi-
» bliothèque et qui pourra vous éclairer sur l'historique du
» sujet; il y a douze ans que je n'ai traité un typhoïque sans

» lui donner 60 centig. à 2 ou 3 grammes parfois de quinine
» par jour.

» Votre bien dévoué,

» H. LANDOUZY.

» Reims, 2 novembre 1857. »

Rupture spontanée de la rate dans la fièvre typhoïde, par H. LANDOUZY, *professeur à l'École de médecine de Reims, etc.*

LETTRE A M. LE PROFESSEUR CHOMEL.

(Extrait de la Gazette Médicale de Paris, novembre 1847.)

« Mon savant Maître,

» La rupture de la rate dans le cours de la fièvre typhoïde est, sans contredit, un accident très-rare, car il ne se trouve mentionné ni dans vos leçons cliniques ni dans les traités si complets de MM. Louis, Forget, Genest, etc.

» Les annales entières de la science n'en contiennent elles-même qu'un seul exemple, rapporté, il y a quelques années, par mon ami le docteur Vigla, médecin des hôpitaux de Paris. Je viens d'en observer un deuxième à l'Hôtel-Dieu de Reims, et je m'empresse de vous le communiquer, persuadé que, soit sous le rapport des phénomènes pathogéniques de la fièvre typhoïde, soit sous le rapport du traitement, soit même sous le rapport de la détermination des fonctions spléniques, les cas de ce genre présentent aux cliniciens le plus haut intérêt.

» Voici le fait en quelques mots :

» Sabat (François), terrassier, âgé de 28 ans, entre à l'Hôtel-Dieu de Reims le 10 septembre 1847, etc., etc.

. . . .

. . . .

. . . .

» Le 19 au matin, délire fugace, assoupissement; bouche fuligineuse; sensibilité moyenne et uniforme du ventre, une selle liquide; dyspnée, ronchus sibilant, humide, à grosses bulles; peau sèche et brûlante; pouls à 110.

» Même état le soir à cinq heures. Le malade répond avec peine aux questions qu'on lui adresse.

» Mort le même jour, à sept heures du soir.

» Nécropsie, le 21 septembre.

» CAVITÉS ENCÉPHALIQUE ET THORACIQUE (1). . . . . .

. . . .

. . . .

» CAVITÉ ABDOMINALE. — 400 grammes environ de sang très-noir, liquide, dans le péritoine; 200 grammes environ de caillots adhérents à la rate ou répandus sur toute la surface des viscères.

» La rate, exactement mesurée, présente 17 centimètres de hauteur, 11 de largeur, 6 d'épaisseur.

» Sur sa face externe, à deux centimètres du bord supérieur, on remarque une déchirure dans le sens vertical, de trois centimètres de hauteur, sur un demi-centimètre d'écartement, remplie par du sang noir coagulé

» Le tissu de la rate est très-friable, complètement ramolli, et semblable à de la lie de vin épaisse. Sa membrane propre est résistante, transparente, sans traces d'imbibition ni d'injection.

» Il suffit de pousser fortement une irrigation d'eau simple sur le parenchyme de l'organe pour vider presque immédiatement les aréoles de la boue splénique.

» En enlevant avec précaution le caillot qui obstrue la déchirure, on voit qu'elle ne s'étend pas à plus d'un centimètre de profondeur. Il est impossible de la suivre plus

(1) L'auteur n'a rien noté de particulier.

loin, et on ne remarque aucune branche vasculaire importante qui y aboutisse.

La séreuse viscérale ne présente aucune membrane, aucune rougeur, aucune trace d'inflammation; il en est de même de l'épiploon gastro-splénique, et de toutes les autres portions du péritoine.

» Foie très-volumineux, pâle et ramolli. Vésicule biliaire à moitié remplie de bile grisâtre.

» Reins à l'état normal.

» Muqueuse de l'estomac couverte d'arborisations d'un rouge vif.

» Quelques follicules disséminés dans le duodénum; plaques elliptiques ulcérées, nombreuses depuis le commencement jusqu'à la fin de l'iléon. Nombreuses pustules sans ulcération dans le cœcum et dans le premier tiers du colon.

» Glandes mésentériques tuméfiées, ramollies, surtout dans la deuxième moitié de l'iléon.

» Muscles des différentes régions à l'état normal.

» Bien que nous n'ayons pu nous procurer sur l'état du malade après la dernière visite aucun renseignement précis, et savoir surtout s'il s'était manifesté quelque signe de syncope pendant les derniers instants de la vie, néanmoins si l'on se rappelle que la position du malade, quoique très-grave à la visite de cinq heures du soir, ne pouvait faire craindre qu'il mourût deux heures après, on n'hésitera pas à regarder comme cause immédiate de la mort la rupture spontanée de la rate, ou plutôt l'hémorrhagie qui en a été la conséquence.

» On n'attribuera pas la mort, en effet, au trouble apporté dans les fonctions vitales par la lésion d'un organe si peu important qu'il a pu être enlevé entièrement trois fois chez l'homme et cent fois chez les animaux sans diminuer en rien l'intégrité de la santé.

» On ne peut non plus rapporter les accidents à l'action

du sang sur le péritoine, car la séreuse viscérale elle-même et l'épiploon gastro-splénique sont dépourvus non-seulement d'inflammation, mais encore de toute imbibition sanguine.

» Vous me ferez observer, mon savant maître, que de toutes les remarques, la plus utile serait celle qui permettrait de tirer de cette congestion splénique des inductions sur la nature et le traitement de la fièvre typhoïde ; car, après tout, la rupture de la rate n'est qu'un accident exceptionnel du splénocèle, constant dans cette maladie ; mais c'est là l'un des points les moins connus et les moins étudiés de la dothiénentérie.

» Et cependant, cette identité d'altérations spléniques dans les fièvres intermittentes simples, pernicieuses ou typhoïdes, ne semblerait-elle pas annoncer l'identité d'actions médicatrices ? L'analogie de certaines conditions morbides ne peut-elle faire présumer l'analogie de certaines conditions et de certains effets thérapeutiques ?

» Sans doute le quinquina a déjà été souvent employé dans la fièvre typhoïde ; mais les anciens, dans leurs idées d'humorisme, le donnaient comme antiputride ; les modernes, dans leurs idées d'hyperémie et d'anémie, le donnent comme tonique, à certaines périodes seulement de la maladie, et peut-être n'a-t-il pas été suffisamment expérimenté dans d'autres vues et comme base d'une méthode spéciale de traitement.

» Or, je le répète, il y a, indépendamment des paroxysmes intermittents si communs dans la dothiénentérie, une lésion spéciale tellement identique à celle des fièvres périodiques, que l'action des mêmes moyens thérapeutiques me paraît l'un des problèmes les plus importants à étudier ; c'est aussi l'un de ceux auxquels je cherche à apporter ma faible part de travail. Déjà j'ai soumis au sulfate de quinine presque exclusivement plusieurs fièvres typhoïdes avec ou sans caractère d'intermittence ou de rémittence; mais ces faits ne sont encore ni assez nombreux ni assez élaborés pour que je doive en publier aujourd'hui les résultats. Ce sera l'objet d'une seconde lettre.

» Veuillez agréer, mon savant maître, etc.

» H. LANDOUZY.

» Professeur à l'Ecole de médecine de Reims. »

Nous remercierons bien vivement ici notre éminent confrère, le Dr Landouzy, de nous avoir fourni, relativement à la nature et au traitement de la typhoïde, un document qui, non-seulement vient à l'appui de nos idées, mais peut aussi donner à nos assertions une force nouvelle.

La conformité d'opinion qui existe entre le savant professeur de Reims et M. Worms ne saurait d'ailleurs nous étonner, car tous les hommes doués de jugement sont appelés tôt ou tard à se rencontrer sur le chemin de la vérité! Malheureusement pour l'humanité ces hommes sont rares, aussi les progrès de la science sont-ils généralement fort lents.

Nous conservons cependant l'espoir que notre méthode sera définitivement adoptée par la suite. Toutefois nous ne nous faisons pas d'illusions : nous savons qu'une révolution dans les idées ne s'opère pas en un jour ; nous savons aussi qu'on ne brûle pas sans un certain regret ce que l'on a longtemps adoré. Nous n'espérons pas non plus que l'on aura pour notre méthode l'engouement subit et souvent peu raisonné qu'obtiennent de prime-abord certaines panacées dont le seul mérite consiste dans la fortune rapide qu'elles procurent à leurs auteurs.

4

Notre méthode éprouvera le sort réservé à toutes les découvertes bonnes en elles-mêmes ; *leur marche, pour être lente, n'en est que plus assurée.*

En écrivant ces lignes, nous n'avons eu d'autre but que l'intérêt général et non un intérêt particulier, comme on pourrait le croire ; ce n'est d'ailleurs qu'après plusieurs années d'expérience que nous avons publié les résultats que nous a donnés la méthode de Worms ; nous n'avons pas suivi en cela l'exemple de certains confrères qui annoncent les leurs, n'ayant qu'un petit nombre de faits à l'appui de leur opinion.

C'est avec douleur que nous voyons chaque année la fièvre typhoïde exercer presque impunément ses ravages en France et décimer l'élite de la nation. Le seul moyen avec lequel on puisse combattre avec avantage un pareil fléau, je l'ai dit hautement et je le proclame de nouveau, c'est la méthode de Worms.

Puisse ma conviction passer dans l'esprit de mes confrères !!!

En raison de l'épidémie de fièvre jaune qui vient de sévir à Lisbonne, je crois devoir parler d'un mode de traitement qui offre une grande analogie avec celui de M. Worms.

Mon aïeul maternel, le Dr Couturier de Chaleines, ancien médecin particulier de S. A. R. le prince de Condé, et ex-médecin en chef de l'armée de Condé, est auteur d'un mémoire sur la fièvre jaune qu'il avait observée pendant son émigration à Fort-Dauphin (île St-Domingue), mémoire publié vers la fin du siècle dernier et qui valut à son auteur une prime de 60,000 fr. décernée par l'Angleterre.

Le traitement employé avec succès par mon aïeul contre la fièvre jaune, consistait dans l'emploi des vomitifs plus ou moins répétés et du quinquina (le sulfate de quinine à cette époque, on le sait, n'était pas encore découvert). Ne faudrait-il pas en conclure que la fièvre jaune est, ainsi que la typhoïde, une fièvre rémittente ?

Nous ne terminerons pas sans parler du typhus, dont tant de nos soldats ont été les victimes en Crimée.

C'est encore le traitement que nous préconisons qui paraît avoir donné les meilleurs résultats et a fini par être généralement adopté par les médecins de l'armée de Crimée. Nous allons citer à ce sujet l'extrait suivant d'une lettre que M. l'inspecteur général Baudens a adressée de Constantinople, en date du 5 mai 1856 : « Au début du typhus, un
» éméto-carthartique est avantageux, surtout s'il existe de
» l'embarras gastro-intestinal : boissons mucilagineuses ou
» acidulées et même eau vineuse. Dans la période nerveuse,
» recourir aux remèdes usités contre l'ataxie et l'adynamie.
» Dans ce dernier cas, les toniques, tels que le vin de Malaga et de Porto, ont eu un grand succès.

» Tel est le traitement qui a donné les résultats les plus
» avantageux à l'armée d'Orient et auquel se sont ralliés
» les praticiens les plus expérimentés, tels que M. le médecin principal Cazalas, qui a préconisé l'un des premiers
» le *sulfate de quinine* pour régulariser la *période inflammatoire* et la débarrasser de l'élément palustre, qui a eu
» une grande influence sur toutes les maladies en Crimée. »

On peut donc conclure de tout ce qui précède que la fièvre jaune, le typhus, la typhoïde et les fièvres pernicieuses, maladies qui résultent d'un empoisonnement miasmatique du sang, affectent *toutes* le type rémittent ou intermittent, et non le type continu, et que par conséquent un même traitement, ayant pour base le sulfate de quinine, doit leur être opposé.

On a reproché à M. Worms *de n'avoir rien inventé*. Nous devons avouer que notre savant maître n'a découvert ni les vomitifs, ni le sulfate de quinine, ni même le vin ; mais on ne peut lui enlever le mérite d'avoir songé, *le premier*, à appliquer ces moyens contre une maladie aussi cruelle que la fièvre typhoïde. Mais Fulton a-t-il inventé la vapeur? Son plus grand titre à la gloire n'est-il pas d'avoir utilisé cet agent au point d'en avoir fait le plus puissant moteur connu?

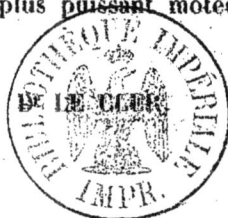

Imp. de Éd. Fleury, rue Sérurier, à Laon.